Docteur Louis-Achille BECKERICH

de la Faculté de Médecine

de l'Université de Nancy

# DE L'ABLATION

## DES

# Ganglions Lombo-Aortiques

### COMME COMPLÉMENT A LA

# Castration pour Néoplasme Testiculaire

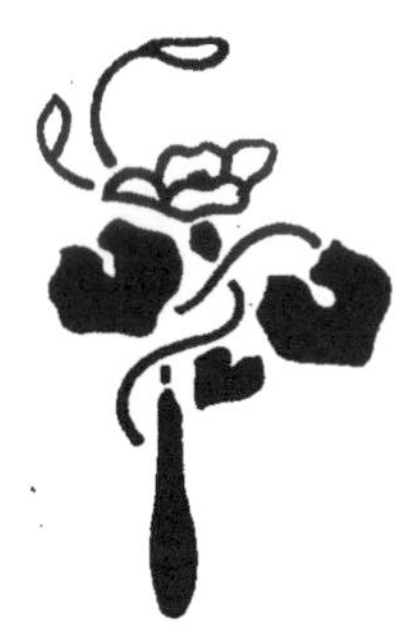

NANCY

IMPRIMERIE L. BERTRAND

—

1911

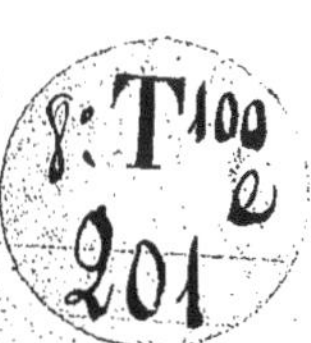

Docteur Louis-Achille **BECKERICH**

de la Faculté de Médecine
de l'Université de Nancy

# DE L'ABLATION

## DES

# Ganglions Lombo-Aortiques

## COMME COMPLÉMENT A LA

# Castration pour Néoplasme Testiculaire

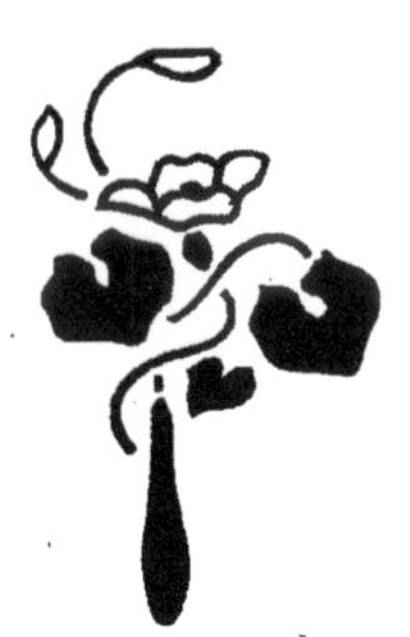

NANCY
IMPRIMERIE L. BERTRAND

—

1911

A LA MÉMOIRE DE MA MÈRE


A MON PÈRE
*Témoignage de profonde affection
et de sincère reconnaissance*


A MA CHÈRE ÉPOUSE


A TOUS LES MIENS


A TOUS CEUX QUI ME SONT CHERS


A MES AMIS

A MON PRÉSIDENT DE THÈSE

Monsieur le Professeur WEISS


A MON MAITRE

Monsieur le Professeur HERRGOTT


A Monsieur le Professeur agrégé ANDRÉ


A Monsieur le Professeur agrégé MICHEL


A TOUS MES MAITRES

# AVANT-PROPOS

A la veille de quitter la Faculté de Médecine de Nancy,
il nous reste un devoir particulièrement agréable à rem-
plir : celui d'offrir, à tous nos Maîtres de la Faculté,
l'assurance de notre profonde et respectueuse reconnaissance.

A M. le professeur WEISS, nos premiers hommages, pour
la bienveillance avec laquelle il nous a accueilli et le
grand honneur qu'il nous a fait d'accepter la présidence
de cette thèse.

C'est avec un serrement de cœur que nous quittons,
définitivement, le service de la Maternité, où M. le professeur HERRGOTT nous a toujours témoigné une amicale
sollicitude. Nous n'entendrons plus cette parole éloquente
et vibrante, tour à tour nuancée d'atticisme et imprégnée
d'attendrissement, encore que fertile en surprises et
prompte à se répandre en saillies inattendues.

Que M. le professeur MICHEL veuille bien agréer l'expres-
sion de notre vive gratitude pour son extrême complai-
sance à notre égard et l'accueil si aimable qu'il nous a
fait.

Nous ne saurions moins faire que traduire notre admi-
ration, à M. le professeur HAUSHALTER, dont nous avons

assidûment fréquenté les cliniques, et dont les enseignements resteront gravés dans notre mémoire.

Nous sommes heureux de remercier, ici, MM. les professeurs agrégés André, Fruhinsholz, Richon, Sencert, dont nous avons apprécié le talent d'instructeurs éminents.

# INTRODUCTION

Le prétexte de cette modeste contribution au traitement chirurgical du cancer testiculaire, tel qu'il est préconisé avec persévérance par Chevassu au cours des dernières années, nous a été fourni récemment par une observation de M. le Professeur agrégé Michel, publiée dans un *Bulletin de la Société de Chirurgie de* 1910.

Avant d'aborder ce qui fait l'objet de notre thèse, il sera intéressant de parcourir brièvement les différentes phases qu'a traversées la chirurgie avant de s'arrêter au procédé en question. L'anatomie des voies lymphatiques testiculaires nous aura mis en lumière les raisons de le préférer, cependant que les observations, encore en nombre restreint, parues depuis la thèse originale de Chevassu, légitimeront à nos yeux le bien-fondé de son intervention.

D'autres techniques, évidemment, présenteraient des avantages incontestables sur certains points particuliers; mais une comparaison, basée sur les résultats qu'offre la statistique, militera en faveur de celle que nous défendons, après d'autres voix plus autorisées.

Elle nous renseignera sur la faillite de la castration pure et simple et sur l'amélioration inattendue du pronostic par l'extirpation des glandes lymphatiques ilio-lombaires. Chevassu s'est inspiré d'une idée toute théorique, fondée sur l'anatomie, et qui a reçu de la pratique la plus heureues consécration. Les ganglions aboutissants des lymphatiques testiculaires sont aisés à isoler, leurs tributaires faciles à suivre sans ramifications touffues, les plexus nerveux non moins faciles à ménager, à l'inverse de ce qui se vérifie pour le sein, où l'on risque d'entamer des organes importants et où la recherche porte sur une graisse diffuse mal isolable des éléments auxquels elle crée une gangue.

# Considérations anatomiques

## Sur le Cancer et ses Voies lymphatiques.

Sans nous arrêter à débrouiller les multiples variétés anatomiques décrites dans le cancer testiculaire, nous reconnaîtrons, avec Chevassu, trois formes principales :

I. — Séminomes ou épithéliomes séminaux. } Tumeurs bénignes.

II. — Tumeurs mixtes ou à tissus multiples. } Tumeurs malignes.
III. — Sarcomes . . . . . . . . . }

les premières étant incomparablement plus bénignes que les dernières [et les secondes se distinguant par leur extrême rareté.

Toutes ont ceci de commun qu'elles refoulent le testicule pour s'y encapsuler, altèrent le processus physiologique de la spermatogénèse par voie de compression ou d'inflammation chronique, amincissent l'épididyme par distension graduelle, tout en le respectant longtemps. La vaginale n'est que tardivement intéressée, puisqu'elle ne réagit communément qu'aux altérations épididymaires. Le cordon présente souvent du varicocèle avant de se laisser gagner par la prolifération néoplasique. Relativement aux vésicules séminales, Chevassu déclare constant qu'elles restent indemnes et nous n'avons rien trouvé nulle part qui vienne infirmer cette assertion.

Le mode d'origine des lymphatiques intratesticulaires est mal connu; mais peu nous importe, notre attention ne devant être retenue que par les lymphatiques efférents et les ganglions terminaux. Ils s'unissent, au sortir de la glande, à ceux de l'épididyme et du feuillet viscéral de la vaginale, montent au nombre de quatre ou huit le long du cordon, d'après Poirier et Cunéo, superficiels, appliqués contre la veine spermatique, sans recevoir de tributaires, et sans communications avec les lymphatiques d'origine scrotale, d'où l'absence de ganglions inguinaux, traversent la région iliaque, cheminent sur le psoas vers le pédicule rénal, où ils quittent l'artère spermatique pour se couder rapidement vers les ganglions lombo-aortiques, au niveau de la partie inférieure des piliers diaphragmatiques.

Un trait clinique essentiel, disons-le en passant, est la rapidité d'extension de l'infiltration néoplasique aux glandes lymphatiques. Ces ganglions sont échelonnés sur deux relais, dont le premier comporte d'abord un groupe juxtaaortique, trois à gauche sur la veine rénale, cinq à droite entre l'aorte et la veine cave, ou en avant de la veine cave, le dernier à son origine. Un ou deux des ganglions situés à la face antérieure de l'aorte se trouvent à l'origine de la mésentérique inférieure. Ce premier relais siège au niveau de la région sus-ombilicale, dans la portion aortico-cave. Il est recouvert par le péritoine pariétal postérieur et le tissu cellulo-adipeux sous-péritonéal, au niveau de la racine du mésentère et du duodénum. Des deux côtés, il est inséré entre l'aorte et le rein, reposant à gauche dans le tissu graisseux sur la gaine du psoas au flanc de l'aorte, à droite sur la veine cave, où il s'insinue entre celle-ci et l'aorte. Leur limite supérieure est représentée par l'origine aortique des rénales, leur limite inférieure par la bifurcation aortico-cave. En dehors le rein, en dedans l'aorte. Une opération complète extirpera donc la gaine des vaisseaux spermatiques, effectuera le curage ganglionnaire juxtaaortique, du pédicule rénal en haut, à la fosse iliaque en bas.

Ajoutons que Zeissl et Horowitz (1890), puis Most et Cunéo, ont établi l'existence d'un autre ganglion, un peu plus bas, sur la veine iliaque, là où elle est croisée par l'uretère.

Villar et Salabert (1901) signalent, au niveau du canal inguinal, un autre petit ganglion interrupteur. Cunéo trouve, dans un cas, au niveau de la fosse iliaque, trois ganglions qui reçoivent des vaisseaux efférents.

Avant d'arriver au deuxième relais, il se présente quelquefois un relais intermédiaire, formé par de petits ganglions, entre l'aorte et la veine cave. Le second relais comprend un groupe dit rétro-vasculaire, postérieur aux gros vaisseaux, faisant suite à des vaisseaux blancs très courts devant les 3e, 4e, 5e lombaires.

Le deuxième relais, non plus que l'intermédiaire, n'ont rien d'obligatoire et la généralisation se fait rapidement, sauf en cas de séminome, par voie veineuse d'une part, et de l'autre par le canal thoracique, qui nous ramène indirectement à cette voie veineuse. Nous comprenons ainsi la production du cancer secondaire, au cerveau, au foie, à la rate et à l'intestin. La facilité qu'on éprouve à isoler la gaine celluleuse où sont inclus, dans leur trajet abdominal, les ganglions lombaires, jointe accessoirement à la rareté signalée des anastomoses entre ganglions de droite et de gauche, invitent le chirurgien à intercepter d'urgence les voies qui s'offrent à la généralisation.

Sur la manière de procéder, nous allons examiner sommairement les méthodes déjà désuètes qui se limitent à supprimer une partie du mal, sans troubler l'extension ultérieure, avant d'aborder celle qui nous semble les reléguer bien loin.

# Historique

Le seul traitement dirigé jusqu'alors contre le cancer testiculaire était, nous le savons, la castration pure et simple. Cela ne signifie point qu'on la trouvât avantageuse, mais l'anesthésie locale constituait une excellente raison de sacrifier à une vieille pratique, fort peu compliquée en somme.

C'est justement le promoteur d'une méthode révolutionnaire qui nous fait la surprise des meilleurs résultats avec l'intervention qu'il rejette après en avoir dénoncé l'impuissance (1).

Reclus, Sébileau, Arrou, d'autres encore, admettent unanimement la constance de la récidive dans la castration et doutent du diagnostic si la guérison s'ensuit. Il nous suffira de faire remarquer que tous les cas trouvés favorables par Chevassu correspondaient à la forme anatomique du séminome et corroborent ainsi la justesse de sa classification.

Les premiers essais dans le sens d'une opération élargie sont tentés pour des cas où l'opportunité fut mal jugée : il s'agissait de tumeurs friables sous le doigt, trop avancées dans leur développement, d'où insuccès peu encourageants et relative pénurie d'observations.

Deux faits d'extirpation de métastases lombaires par

---

(1) Voir *Revue de Chirur.* Chassu. Statistique 1908.

Kocher, dont la première paraît discustable, dont la deuxième échoue quant au résultat vital, un cas de Roberts et un de Jaboulay, voilà tout ce que nous offre la littérature de cette première manière qui consiste à attaquer des tumeurs déjà « cliniquement appréciables ». En raison des adhérences extrêmement fragiles qui les fixent à la veine cave et dont la rupture dissémine dans l'abdomen tout une semence néoplasique, de semblables tentatives paraissent, dans la suite, vouées à l'échec final, et Chevassu estime contre-indiquée toute intervention pratiquée alors que déjà s'annonce cliniquement la métastase lombaire (1), et préconise l'intervention précoce qui supprime le testicule et fait un curage systématique des voies efférentes et des ganglions aortico-lombaires. Un pas timide dans cette direction avait été accompli par Villar, de Bordeaux, qui, au Congrès de chirurgie, propose une solution moyenne, c'est-à-dire une vraie laparotomie pour ôter les ganglions du canal inguinal et de la fosse iliaque, après section du déférent dans le petit bassin et des vaisseaux spermatiques au sortir de la fosse iliaque. Il prétend donner également accès sur un certain nombre de ganglions lombo-aortiques, sans que l'incision dépasse en hauteur le niveau de l'artère iliaque.

Nous pensons, avec Chevassu, que c'est trop ou trop peu, et nous en conserverons seulement l'ouverture du canal inguinal dans toute castration précoce, suivie de refermeture si le diagnostic se démontre erroné. Mauclaire, en 1906, pratique l'ablation des vaisseaux spermatiques et de leur gaine, voire du déférent jusqu'aux vésicules : c'est le procédé de Villar, modifié et un peu étendu. Il juge pourtant sa

_______________

(1) Voir observation Massabuau.

méthode inefficace contre les ganglions lombaires, son incision restant sous-ombilicale et annulant le contrôle visuel à défaut duquel on se leurre. Cette seconde méthode, moins parcimonieuse que la précédente, n'apporte nulle barrière aux embolies néoplasiques.

Il est clair que tous ces moyens termes s'inspirent du désir d'éluder la grosse difficulté opératoire entrevue, peut-être à tort dans une certaine mesure, comme on s'en convaincra, difficulté qui semblerait ne devoir séduire qu'une chirurgie entreprenante si l'on s'en tenait à la première façon d'aller chercher les ganglions, assez rapprochée de celle dont nous prônons l'emploi. La voici telle qu'elle fut pratiquée par Roberts, en 1901.

L'opérateur utilise la voie médiane transpéritonéale, difficile et dangereuse, voire incomplète, à moins que l'on consente à « rebalafrer » l'abdomen en un second temps pour extirper la tumeur scrotale. L'incision, s'il la veut suffisante, remontera jusqu'à l'appendice xiphoïde, puisque les ganglions incriminés sont en projection au-dessus de l'ombilic; il ouvrira le péritoine, éminemment apte à s'infecter, et le mettra en face d'un double obstacle : d'une part, la nécessité d'opérer au « fond d'un puits »; d'autre part, le refoulement total, à droite ou à gauche, du paquet intestinal, avec surtout la rencontre des vaisseaux mésentériques, surtout coliques, qui croisent le cordon, et le risque hémorragique.

Joignons-y le shock opératoire considérable par suite de la longue durée, le danger d'infection, tous inconvénients qui furent réunis dans le cas particulier de Roberts (1) et déterminèrent l'exitus fatal.

Aucun de ces graves reproches ne sera valable contre l'intervention de Chevassu, entièrement sous-péritonéale, grâce à l'incision latéro-abdominale partie du scrotum (1$^{er}$ temps), qui évite l'infection autant qu'on peut l'éviter, écarte presque absolument le risque hémorragique, grâce au décollement de la séreuse (2$^{me}$ temps), donne un jour énorme sur la région latéro-vertébrale et facilite puissamment l'accès des ganglions infiltrés que l'on énuclée en un troisième et dernier temps.

La plupart des observations relatives à la méthode de Chevassu ayant été recueillies et publiées par lui dans la *Revue de Chirurgie* (2), avec et y compris les siennes propres, nous ne ferons qu'en résumer le texte. Leur lecture fera ressortir les bienfaits d'une telle technique entreprise sur des indications nettement posées. Les plus édifiantes à notre point de vue (3) sont dues à MM. Bland Sutton, Gosset, Fredet, Chevassu, Potel et Bruyant, Delbet, Michon, Howard, Vautrin, Gayet, de Lyon, et enfin à M. le Professeur agrégé Michel, de Nancy, dont l'obligeante bienveillance nous a mis en main les documents utiles à ce travail.

---

(1) Voir plus loin observations.
(2) 1910.
(3) Voir observations.

# Technique générale

Nous avons vu que les arguments donnés plus haut contre la voie transpéritonéale sont précisément ceux qui nous déterminent à proclamer la supériorité de la voie sous-péritonéale.

Il nous reste à tracer à grands traits la ligne de conduite opératoire avant d'insister sur les divers temps, tels que les envisage Delbet, étroitement inspiré de Chevassu. Eliminons d'abord une méthode recommandée par celui-ci dans son mémoire de médaille, méthode très au-dessus de la transpéritonéale médiane puisqu'elle traverse latéralement le péritoine et donne un jour facile sur les ganglions, évite de léser les vaisseaux coliques. Mais à quoi bon traverser le péritoine? Ne peut-on obtenir autant et mieux par le décollement sous-péritonéal qui demeure innocent à l'égard de la séreuse et confère, quant au reste, d'égales facilités.

C'est bien définitivement la méthode sous-péritonéale latérale qui rallie nos préférences : elle incise jusqu'au péritoine exclusivement, le décolle progressivement vers la colonne lombaire, l'intestin étant récliné dans son sac péritonéal pour arriver à la ligne médiane, sans avoir souci des vaisseaux. La région opératoire se trouve accessible à la vue, avec ses vaisseaux spermatiques et ses ganglions lombaires, jusqu'au hile du rein. On prendra soin de décoller sans le rompre, le côlon ascendant et son méso, le côlon descendant et le mésocôlon iliaque, si l'on tient à ne pas endommager les vaisseaux.

Le décollement est rendu facile par cette particularité anatomique que toute la moitié postérieure du sac péritonéal est doublée d'une celluleuse très lâche. Inutile, en somme, de se préoccuper de l'intestin et des vaisseaux qui l'amarrent au plan postérieur abdominal : tronc cœliaque, mésentériques supérieure et inférieure. Or, le sac péritonéal, au niveau de la région opératoire, ne tient au plan profond que par la mésentérique inférieure, médiane et visible, au-dessus et au-dessous de laquelle on brise facilement les très légères adhérences. On le récline sans soupçonner, à vrai dire, son contenu viscéral, chose commode à faire et tout d'un bloc, outre que les insignifiantes veinules du système de Retzins permettent de faire un décollement exsangue et d'y voir clair.

Si nous dégageons le manuel opératoire des variantes en rapport avec les cas particuliers, avec Chevassu, nous le schématiserons comme suit :

1er temps : *Scrotal.* — Incision des bourses jusqu'au canal inguinal. Décollement de la celluleuse, extirpation de la tumeur avec son pédicule que l'on saisit entre deux pinces et que l'on sépare de la tumeur, examen anatomique de ladite tumeur.

2e Temps : *Abdominal.* — Continuation de l'incision vers l'épine iliaque, puis direction verticale et terminaison sur la ligne axillaire antérieure, au niveau de la 10e côte

Incision de la portion tendineuse du grand oblique, de sa portion musculaire, du petit oblique, du transverse, en s'arrêtant au péritoine. Décollement du péritoine de la fosse iliaque au hile rénal.

3e Temps : *Iliaque.* — Achèvement du décollement péritonéal au niveau de la fosse iliaque avec précaution, section du déférent le plus haut possible. On attire en haut le paquet vasculaire spermatique, on le décolle de bas en haut en y joignant l'ablation des ganglions trouvés dans la fosse iliaque et près de la veine iliaque primitive.

4e Temps : *Lombaire.* — On achève l'isolement de la lame spermatique, on dénude la région de la veine cave à droite, de l'aorte à gauche. Curage ganglionnaire systématique de toute la région comprise entre le bord interne du rein et les gros vaisseaux lombaires. Ligature des vaisseaux spermatiques le plus loin possible. On ôte d'une pièce la lame spermatique. Remise en place du sac péritonéal et de son contenu; drainage et sutures à étages.

# Manuel opératoire

Sur la préparation du malade et l'anesthésie consécutive, rien à mentionner de particulier sinon qu'on s'efforcera, par l'usage des purgatifs, de réduire au minimum la distention des anses intestinales, pour accroître le jour sur la région. L'éther ou le chloroforme indifféremment seront utilisés.

On se trouvera bien d'observer les précautions suivantes, dont la dernière est la plus absolue :

1e : éviter de traumatiser la tumeur, dont la fragilité sollicite volontiers les éléments néoplasiques à se disséminer dans les vaisseaux ; 2e : ne pas faire couler de sang, sous peine d'ouvrir en même temps des lymphatiques et d'ensemencer la graine néoplasique sur le champ opératoire, d'où l'usage recommandé des pinces hémostatiques ; 3e : rejeter tout instrument ou compresse, laver les mains qui auront touché le cancer, par crainte des récidives locales. Dans un autre ordre d'idées, il y aura avantage à ne point suivre Grégoire dans sa préférence à débuter par le temps abdominal, trouvant ainsi son compte au point de vue de l'asepsie, mais créant par là une nouvelle et grosse difficulté : il est malaisé d'isoler la lame spermatique en commençant par le haut, et la logique conduit à commencer le décollement de bas en haut, la laissant, en quelque sorte, se désinsérer spontanément sous le doigt qui la supporte.

Autre avantage inappréciable : le diagnostic est fait préalablement à la partie de l'opération délicate et grosse de responsabilités.

Cette incision latérale s'accommode le mieux du monde de la position dite « dorso cambrée »; le patient est incliné sur le côté sain, un billot étroit, cunéiforme, creuse son flanc, élargit l'autre flanc en rapprochant de l'incision la colonne lombaire. Les deux aides accentueront cette position au cours du temps abdominal. Un champ sera glissé en hamac sous le testicule que soutiennent les cuisses rapprochées. Deux grands champs limitent la région opératoire du scrotum au rebord costal, fixés en bas à la partie antéro-inférieure du scrotum par une pince ; en haut, un champ supplémentaire est provisoirement disposé sur la portion abdominale de la zone opératoire et y séjourne durant le temps scrotal.

## Temps scrotal

1º On incise la face antérieure du scrotum jusqu'au canal inguinal, sans commencer trop bas, en prenant les bourses à pleine main pour énucléer la tumeur et par l'intermédiaire d'un champ ;

2º On décolle complètement la celluleuse jusqu'au canal inguinal, afin d'isoler parfaitement le testicule et ses enveloppes profondes des enveloppes superficielles. On glisse un champ entre le scrotum déshabité et le testicule suspendu au cordon ; on ne reverra le scrotum qu'au moment des sutures terminales ;

3º Sur une compresse doublée d'un imperméable, avec un bistouri qu'on sacrifiera aussitôt, fendre légèrement la face antérieure de la tumeur, pour confirmer le diagnostic. Isoler le testicule ainsi fendu en enroulant sur lui les deux lèvres de la compresse sur laquelle il reposait et les fixer par des pinces ;

4º : Pincer le cordon entre deux Kocher sous le canal inguinal et le sectionner entre ces deux pinces, sur une compresse protectrice. Le thermo-cautère assure l'hémostase, la section entre deux pinces évite l'hémorragie veineuse du bout testiculaire et la lymphorragie cancéreuse possible.

### Temps abdominal et incision

Le malade étant davantage incliné sur le côté, on ôte le champ abdominal et l'on procède à l'incision. Voyons les diverses incisions proposées. Notons que toutes ont ceci de commun qu'elles partent de l'incision funiculaire pour s'incliner en dehors, parallèlement à l'arcade de Fallope (passant à 4 centimètres au-dessus de l'épine iliaque, d'après Chevassu), se recourbant vers le haut, devenant verticales, pour aborder les fausses côtes.

Sur ce trajet vertical, plusieurs modalités ont été émises : l'une suit le bord externe du grand droit et présente l'inconvénient d'obliger au refoulement de l'intestin à gauche ; l'autre, beaucoup plus en dehors, va rejoindre en haut la douzième côte sans permettre, le cas échéant, un nouveau débridement, en avant et le long du rebord thoracique. Nous préférerons l'incision inguino-latéro-abdominale de Delbet sur le prolongement de la ligne axillaire, utilisée par M. le Docteur Michel, et qui laisse à l'opérateur la faculté de régler son initiative sur les événements de l'opération. La terminaison a également fourni prétexte à plusieurs variantes.

Grégoire avec Fredet et Chevassu (thèse 1906), la ramène en dedans et en avant, parallèlement au rebord costal, jusqu'à l'appendice xiphoïde ; il obtient ainsi beaucoup de jour, mais sectionne quelques nerfs intercostaux, nerfs moteurs des muscles abdominaux, et entreprend le décollement d'un péritoine ici très adhérent. D'où résulte (obs. Fredet) parfois une paralysie de la paroi abdominale, traduite par de la gêne respiratoire, de l'anesthésie et une tendance à l'éventration.

Cunéo l'incline, au contraire, en arrière jusqu'à l'extrémité de la 12e côte, ce qui donne jour sur le rein, mais gêne l'exploration de son pédicule et de la zone ganglionnaire, ainsi que l'écartement de la paroi antérieure. Ne serait-il pas plus avantageux d'adopter, à l'instar de Delbet, Gosset et Chevassu (2e manière), l'incision qui s'arrête au bord costal, sans se réfléchir en avant ni en arrière ? Nous le croyons, d'autant qu'elle est susceptible d'être prolongée en avant, si le besoin s'en fait sentir.

L'incision effectuée, on fixe un grand champ aux deux lèvres de la plaie pour protéger les parties profondes contre l'infection venue des téguments.

La partie tendineuse du grand oblique est incisée par simple écartement des fibres à partir du sommet de l'orifice inguinal externe. On incise verticalement les fibres musculaires, sans crainte d'entamer le muscle sous-jacent et l'on ne s'arrête qu'après avoir buté au rebord costal (10e côte). L'incision du petit oblique et du transverse peut être pratiquée couche par couche, elle évitera une blessure du péritoine ; on peut tout aussi bien dècoller la séreuse avant d'inciser les fibres profondes, en insinuant, à partir du canal inguinal, l'index et le médius gauche dans le tissu cellulaire sous-péritonéal et couper comme sur une sonde cannelée. Si, au reste, on ouvrait le péritoine, on le fermerait immédiatement d'un petit surjet au catgut. La section des muscles provoque une hémorragie : on évite la circonflexe iliaque, en passant notablement au-dessus de l'épine. Le décollement du sac péritonéal est très facile et se fait à blanc, de bas en haut, en glissant d'abord la main dans les fosses iliaque puis lombaire. Après avoir largement amorcé le décollement, on place une grande compresse dans la moitié supérieure de la plaie pour opérer d'abord dans la moitié inférieure.

### Temps iliaque

On achève le décollement péritonéal jusqu'au détroit supérieur. Le paquet vasculaire spermatique reste fixé au sac péritonéal ; on l'en sépare aisément chez les sujets gras ; si le sujet est maigre, on amorce le décollement en donnant un coup de bistouri délicat, sans entamer le sac péritonéal, au point où commencent les adhérences en bas. Un large écarteur attire le sac en dedans, pendant que la main du chirurgien isole profondément la lame vasculaire spermatique, qui a sur le bord interne plusieurs amarres : la première est le canal déférent, qu'il est inutile de suivre vers le testicule, s'il est vrai que le cancer ne se propage point vers les vésicules. On le lie et on le sectionne en dedans du détroit supérieur. La seconde, plus fragile, est la lame des lymphatiques qui se porte en dedans chez quelques sujets, vers les ganglions situés sur la terminaison de la veine iliaque externe. On pousse le décollement au delà du détroit supérieur pour

bien voir la bifurcation de l'iliaque primitive avec l'uretère et
ôter les ganglions à ce niveau.

### TEMPS LOMBAIRE

On place plus haut sur le sac péritonéal un écarteur large
et profond. Une main continue de tendre la lame vasculaire
qu'elle isolera de bas en haut, d'abord du péritoine qu'elle
refoule en dedans jusqu'à l'aorte, puis du psoas qui fome le
fond de la région.

Continuant l'isolement plus haut, elle atteint le pôle inférieur du rein, elle sectionne l'insertion de la gaine sur le
pôle inférieur et ne s'occupe que de la zone située entre
l'aorte et le bord interne du rein. Dans cette lame que l'on
soulève, il y a les vaisseaux spermatiques sur le plan anté-
rieur, l'uretère sur le plan postérieur. On décolle le péritoine
de la face antérieure de la lame jusqu'au-delà du hile rénal.
Il importe de voir la veine rénale et de sentir les battements
de l'artèreder rière elle, pour être sûr qu'on est assez haut. Si
le sujet est maigre, la région baille facilement et offre beaucoup de jour.

### EXTIRPATION GANGLIONNAIRE

Le paquet spermatique est maintenant isolé jusqu'en dedans du rein ; on fera, de bas en haut, l'ablation du cancer,
des voies lymphatiques et des ganglions. Le premier temps
sera testiculaire, sinon le curage perd sa raison d'être ; le
cordon sera décollé *à partir* du testicule au niveau duquel
il est isolé dans sa gaine fibreuse, *vers* la fosse iliaque, où sa
gaine est encore bien isolable, puis, vers le pédicule rénal,

où la gaine est de moins en moins perceptible. On enlevera chaque ganglion isolément, faute de lui voir le plus souvent des connexions nettes avec les voies lymphatiques.

Les ganglions du côté gauche sont entre l'uretère et l'aorte ; on les voit bien chez un sujet maigre ; ils sont seuls avec vaisseaux spermatiques, entre le péritoine décollé en haut, la gaine du psoas dans la profondeur, l'aorte en dedans, l'uretère en dehors. Le tissu cellulaire de la gaine vasculaire spermatique, qui va de l'aorte au rein, est mince et transparente. Le mieux est d'isoler toute la gaine en passant une sonde cannelée ou bien le doigt, en dehors sur le bord interne de l'uretère, en dedans sur l'aorte,. La lame ne tient plus qu'à l'aorte par l'artère spermatique et à la veine rénale par la veine spermatique ; on peut faire deux pédicules isolés, pour les lier au ras de leur origine. L'idéal, qui n'est pas facile à réaliser, serait d'ôter la lame vasculaire et ses ganglions plutôt que chaque ganglion isolé, pour ne pas créer de solution de continuité entre les ganglions et leurs afférents.

Du côté droit, les ganglions sont directement sur la veine rénale ou entre elle et l'aorte ; ils sont très visibles sur un sujet maigre.

On usera de précaution en détachant les ganglions de la veine cave, par crainte de la crever et de faire saigner les petites veinules qui vont de la veine cave aux ganglions ; on les liera auparavant. Si le malade est gras, la veine cave se trouvant sous de la graisse, plus de précaution sera nécessaire ; l'on ôtera d'abord le paquet vasculaire, en le liant à son origine et l'on extraira un à un les ganglions que l'on sent, même s'ils sont quelque peu adhérents. Quand on a ôté les ganglions et la lame vasculaire, on doit voir nettement à gauche  la gaine du psoas, sur laquelle  reste seul l'uretère entre l'aorte, le rein et le pédicule rénal.

Du côté droit, il faut que la veine cave soit visible et débarrassée de cellules adipeuses de l'origine à la veine rénale. Des deux côtés on prolonge le nettoyage en dedans jusqu'à l'aorte, en prenant garde au tissu nerveu qui forme une adventice adhérente. Sur la face antérieure, on respectera seulement l'origine de la mésentérique inférieure, visible et profonde amarre du sac péritonéal.

Au niveau du rein, on dégraissera seulement jusqu'à l'uretère, et non jusqu'au hile. Ne pas dénuder l'uretère de trop près.

### Drainage et suture

Le sac péritonéal reprend sa place, sa surface de décollement est exsangue; pourtant, placer un drain sur ce grand décollement est plus sage, son extrémité profonde restant à quelque distance des vaisseaux prévertébraux. Suture musculaire aprés hémostase. Obturer la région inguinale en fermant le canal par suture des deux muscles profonds, puis en accolant ou en  superposant  l'une à l'autre les deux lèvres aponévrotiques du grand oblique. Un drain lombaire sortira au-dessus de l'épine iliaque. Suture de la peau. S'est-il produit un suintement sanguin un peu anormal de la capsule adipeuse du  rein, on drainera par une contre-ouverture postérieure pratiquée dans la région lombaire et indiquée en pareil cas (1).

------

(1) Voir plus loin Observations Michel.

# Résultats

Si nous savons faire la part des contre-indications d'ordre ganglionnaire et d'ordre général, nous conclurons que le pronostic des cancers testiculaires s'améliore très sensiblement par les interventions opportunes. C'est que l'indication était double et particulièrement difficile à satisfaire : on sait, d'une part combien les néoplasmes du sein, de la lèvre sont sujets à récidives et l'on conçoit, d'autre part, qu'une large laparotomie ne s'entreprenne qu'aprés de réelles hésitations, abstraction faite de la lésion spéciale qui la motive. Sur ce deuxième point, nous sommes rassurés : il n'est partout question que de facile décollement péritonéal, de facile contrôle visuel, d'absence d'hémorragies notables et de commodité de l'énucléation ganglionnaire. Sur le premier, c'est-à-dire sur le pronostic éloigné, vital, certaines données anatomiques établissent à *priori* la vraisemblance des résultats de fait que nous passerons en revue. Le cancer est bien encapsulé dans son albuginée, les voies lymphatiques nettement engainées, aisément isolables, les ganglions étagés sur une zone limitée susceptible d'un curage complet et visibles, au surplus, chez un sujet maigre. Toutes conditions nullement réalisées dans le cancer du sein, de l'utérus, où les ganglions, masqués par une graisse diffuse, aboutissent par des chemins diffus, entrecroisés avec des rameaux nerveux difficiciles à démêler, sans compter la septicité fréquente de la séreuse péritonéale et la longue durée opératoire. Il n'est pas indifférent d'enregistrer que celle-ci oscille entre 50 et 80 minutes dans les cas étudiés par nous. Nous connaissons ensuite le résultat des opérations les plus intéressantes. En ce qui concerne les résultats prochains, les suites opératoires, pour mieux dire, elles sont généralement très bonnes. Peu de température, peu de suppuration sur la ligne de réunion ou du fait des déchirures péritonéales accidentelles, sutures vasculaires sans hémorrhagies ni infection. L'éventration est notée comme relevant d'un affaiblissement de la région inguinale, ou du séjour d'un drain. En réalité il ne s'agit de l'un ni l'autre ; et la section opératoire des nerfs afférents aux portions pré et sous-jacentes des transverses, oblique et grand droit, constitue la seule raison qu'il faille invoquer. Nous en avons la contre-vérification.

Vient-on à arrèter l'incision à la 10e côte, ménageant de la sorte les 10e, 11e, 12e nerfs intercostaux, le grand abdomino-génital, la moitié inférieure antéro-latérale de l'abdomen se parésie en avant de la ligne opératoire, comme en fait foi la diminution des excitabilités galvaniques et paradiques, sans qu'il se produise proprement une paralysie, car les nombreuses anastomoses d'étage supérieur à inférieur restituent, par voie de suppléance, à la paroi, son intégrité motrice. Et d'ailleurs cet inconvénient, fût-il plus fréquemment observé, ne suffirait point à infirmer la qualité des résultats de la statistique telle qu'elle se présente en 1911. Nous y relevons (1) que trois morts ont été la conséquence

_______

(1) in thése Calin, Lyon 1910-11.

d'une tare préexistante, alcoolisme et obésité dans le cas de Morestin, cachexie et albuminurie dans celui du D$^r$ Gayet, congestion pulmonaire et pneumonie survenue aprés six semaines et consécutivement à un récent état pleuro-pulmonaire dans le cas de M. le Professeur agrégé Michel. Deux autres morts sont dues à des récidives imputables au défaut de précocité de l'opération, à un cancer pulmonaire secondaire dans le cas de Grégoire ; à un ganglion pré-aortique abandonné comme inextirpable.

Les autres sont très loin d'être défavorables et justifient l'opiniâtreté du chirurgien parisien à défendre des vues logiquement déduites et pratiquement fondées. Des malades de Cunéo et Delbet, on a perdu la trace ; mais après 2 ans et 11 mois pour le premier (cas nettement favorable) ; celui de Gosset allait très bien après un an ; celui de Howard est trop récent pour légitimer une appéciation (moins d'un an) ; celui de Bland Sutton a été revu après 14 mois, celui de Michot après 11 mois, en excellent état, et enfin, des deux malades de Chevassu, l'un opéré le 7 juillet 1909, a engraissé et se livrait récemment (février 1910) à un travail pénible, donc après un an et demi. L'autre, opéré du 6 novembre 1909, a engraissé durant 14 mois jusqu'à février 1910, et il semble bien qu'un intervalle d'un an suffise à proclamer une guérison.

# Observations

---

Nous nous bornerons à publier condensées les observations déjà publiées *in extenso*, nous réservant de transcrire en totalité celle de M. le Professeur agrégé Michel, à laquelle nous joindrons des photographies.

### OBSERVATION I
*( Cherassu, in Th. Paris 1905–06, p. 33 )*
##### PREMIÈRE OBSERVATION DE GRÉGOIRE

X..., 33 ans, entre à Bichat porteur, depuis huit mois, d'un testicule droit volumineux et douloureux. Léger amaigrissement. Diagnostic : cancer. — Rien à la palpation abdominale.

*Opération le 20 avril* 1905. — 1° Incision scrotale; ouverture de la vaginale; isolement du cordon; ablation de la tumeur.

2° Position dorso-latérale cambrée. Incision latérale curviligne partant du canal inguinal, longeant l'arcade crurale et en arrière des fausses-côtes se recourbant pour suivre le rebord costal. Incisions des divers plans. Dècollement péritonéal, reclinement de la masse intestinale : on voit alors de gros ganglions mous fusionnés entre eux, cachant la V. cave. Les vaisseaux spermatiques se perdent dans cette masse; il n'y avait cependant pas de varicocèle. L'Vretère seul est resté isolé. On ne peut enlever que le ganglion le plus inférieur, dans le but d'examen.

Opération peu sanglante; on ne fait que quelques rares ligatures. Suture à deux plans de la paroi.

Le malade sort le 18 mai avec un léger œdème des jambes et un état général précaire. La masse lombaire n'est pas palpable.

*Le 9 norembre* : bon état général, malade a engraissé, fait son travail. Région épigastrique douloureuse. Veines sous cutanées dilatées, à gauche de l'abdomen surtout. La masse lombaire dure est devenue palpable.

*Octobre* 1907 : décès deux ans et demi seulement après l'intervention
*Examen Anatomo-Patholog* (Chevassu) :

*La tumeur* est un épithelioma séminal. *Le ganlion* du volume d'une petite noix, montre un envahissement par les grosses cellules de l'épithelioma séminal. Beaucoup de points du ganglion ne présentent encore aucun envahissement.

### OBSERVATION II

*(In Th. de Dezaunaulds, Paris 1906, p. 33)*

#### OBSERVATION DE CUNEO

X..., 26 ans, italien entre pour tumeur du testicule gauche. Orchite gauche blennorrhagique, il y a 6 ans. Nie la syphilis. Début de l'affection actuelle il y a 7 ans. Le traitement mercuriel ne donne aucun résultat. Amaigrissement de 7 à 8 kilos. L'examen fait penser à une pachyvaginalite.

Rien à la palpation abdominale ni au toucher rectal.

Première intervention le 11 avril 1906 : on trouve : vaginale saine, gros testicule lourd, qui fait penser à une tumeur du testicule. On referme la plaie.

Deuxième intervention le 26 août 1906 : incision débutant au scrotum suivant le canal inguinal, passant à 1 centimètre en dedans de la crête iliaque, puis se dirigeant vers la fosse lombaire pour s'arrêter à 2 ou 3 centimètres de la douzième côte.

Ablation de la tumeur, dissection du cordon, décollement du péritoine pariétal, reclinement et on suit l'artère spermatique, qui amène sur des ganglions hypertrophiés dont l'un kystique adhérent au pétoine, que l'on enlève après dissection, d'ailleurs facile. Ligature de l'artère spermatique au ras de la rénale. On enlève quelques gros ganglions iliaques. Sutures et drainage à cause de l'ouverture du ganglion

*Bonnes suites opératoires* : quelques points de suppuration le long de la suture. Paroi abdominale solide ; cicatrice superbe.

Ablation des fils le deuxième jour ; le malade se lève le vingtième et sort guéri le 6 septembre.

Revu trois mois après en excellent état ; pas de trace d'éventration ni de récidive. Il a engraissé.

*Examen histologique* (Broc).

*Tumeur* du type des embryonnes, tumeur mixte avec prédominance des éléments cartilagineux, présentant également des kystes épithéliaux.

Examen : 1° de deux ganglions lombaires, l'un est sain et simplement hypertrophié ; l'autre, kystique, et dans la paroi du kyste on rencontre des cellules ressemblant à celles des cavités kystiques de la tumeur; 2° d'un ganglion iliaque hypertrophié, mais sain.

OBSERVATION [III]

*(Chevassu, in Rev. de Chir.*, 1910, p. 654)

DEUXIÉME OBSERVATION DE GRÉGOIRE

B... J..., 42 ans, entre à Bichat pour grosseur à la bourse droite, datant de 18 mois.

Tumeur ovoïde indolore ; cordon infiltré épaissi ; rien au palper abdominal ni au toucher rectal.

*Opération*, le 8 avril 1907 : 1° castration après section du cordon au niveau de l'orifice inguinal.

2° *Temps abdominal*, incision (identique à celle de l'observation I) de la paroi jusqu'au péritoine. Décollement péritonéal. Un coup de doigt maladroit perfore la céreuse qui est refermée de suite par un court surjet au catgut. Aucune hémorrhagie pendant ce décollement que l'on poursuit jusqu'en avant de la colonne. Autour de la V. cave on constate une masse dure, irrégulière, collée contre le plan profond auquel elle adhère intimement. Cette masse néoplasique cache la veine cave et s'étend du hile du rein jusqu'au détroit supérieur. L'extirpation serait impossible ; on enlève un morceau de la masse pour l'examiner. On referme la paroi par deux plans de sutures, avec drainage dans l'angle inférieur.

*Suites opératoires normales* : le malade quitte l'hôpital les premiers jours de mai.

Deux mois après, juillet 1907, il entre dans le service du docteur Talamon : amaigrissement considérable. Ventre distendu, sillonné par des veines énormes. On sent, au devant de la colonne, une masse considérable que cache à peine une ascite abondante. Membres inférieurs gonflés d'œdème donnant l'impression de membres d'éléphants. Finalement il cessa d'uriner et mourut dans les derniers jours du mois.

*Examen histologique* : 1° la tumeur est un senimome ; 2° le morceau pris au niveau de la masse lombaire ne rappelle en aucun point la structure ganglionnaire, mais est entièrement formé de cellules absolument semblables à celles de la tumeur principale ; 3° enfin, au niveau de la portion funiculaire du cordon spermatique, on voit au milieu des vaisseaux un noyau néoplasique, identique aux précédents, de la dimension d'un grain de chenevis.

## OBSERVATION IV

*(In Rev. de Chirurg.*, 1910, p. 656)

### Troisième Observation de Grégoire

Marcel M..., 21 ans, vigoureux, entre à Lariboisière pour augmentation de volume progressive de son testicule droit remontant à 18 mois. Tumeur du volume d'un gros œuf, arrondie, à peu près régulière, indolore. Cordon gros infiltré. Rien au palper abdominal, léger amaigrissement, aucun résultat du traitement mercuriel.

*Opération le 19 avril* 1908. — Incision d'une seule pièce allant du rebord costal au scrotum.

Décollement péritonéal. Reclinement ; libération de l'uretère ; dissection de la V. cave à la sonde cannelée. On voit facilement une chaîne de quatre ganglions allongés, d'apparence normaux. Un cinquième ganglion est trouvé au point de bifurcation de V. iliaque primitive. On les isole en bloc avec le tissu cellulaire intermédiaire. Deux de ces ganglions émettaient par leur face profonde des veinules allant à la V. cave que l'on lia avant l'extirpation. Enfin, un dernier ganglion est enlevé au niveau de la bifurcation aortique, bien que d'apparence normale, pour se rendre compte de sa nature histologique.

La plaie latérale est refermée sans drainage.

2° Le malade est alors replacé sur le dos, le scrotum incisé et la tumeur enlevée sans ouvrir la vaginale. La plaie scrotale est fermée après une hémostase soigneuse sans drainage.

*Suites opératoires* : normales; réunion par première intention. Le malade sort le 2 mai 1908.

Revu le 15 juin 1908, tout à fait bien portant. Mort six mois plus tard de cancer du poumon.

*Examen histologique.* — 1° Tumeur : *Diagnostic* : Embryome dégénéré ; neuro-épitéliome.

2° *Ganglions.* — Sur les six ganglions, un seul est le siège d'une métastase cancéreuse : c'est celui qui siégeait au niveau de la bifurcation de l'iliaque primitive. Il existe à sa partie moyenne un noyau à coloration foncée formé de cellules rappelant celles de l'épithélioma séminal.

Autres ganglions normaux : à noter seulement l'épaississement du réticulum des follicules lymphatiques.

(Un mot pour faire remarquer les particularités que présentent les lignes d'incision employées par Grégoire : dans ses deux premières observations, il la fait se recourber en haut, suivant le rebord costal. Dans sa troisième observation, il modifie la technique dans un but aseptique, procédant d'abord au temps abdominal. Nous avons vu ce qu'il fallait penser de cette méthode.

Dans l'observation suivante, on verra que l'auteur insiste sur les précautions aseptiques à prendre entre les deux temps, scrotal et abdominal.)

## OBSERVATION V
### OBSERVATION DE BLAND SUTTON

X..., 31 ans, entre en septembre au Middlesex-Hospital pour augmentation de volume de son testicule droit datant de février 1909. Diagnostic : tumeur maligne.

*Opération.* — 1ᵉʳ temps : Ouverture large du scrotum ; incision exploratrice confirmant le diagnostic. Isolement du cordon ; résection d'une partie de la peau scrotale ; enveloppement du testicule dans de la gaze stérilisée. On change de gants après un lavage soigné des mains et on passe au deuxième temps.

2ᵉ temps : Large incision abdominale au niveau de la ligne semilunaire. Décollement et réclinement péritonéal. Isolement et ligature du canal déférend, puis du paquet spermatique au niveau de la V. cave. A ce moment, on voit bien toute la région lombaire sous-péritonéale. On trouve un ganglion sur la V. cave inférieure, au niveau de la troisième lombaire. Bien que de la dimension d'une fève, son ablation fut facile. On recherche minutieusement, mais sans succès, d'autres

ganglions. Il n'y eut pas d'autres vaisseaux à lier au cours de l'intervention que ceux de la paroi et les vaisseaux spermatiques.

Suture de la paroi à plans séparés, à la soie. Drainage pendant vingt
quatre heures.

Suites apyrétiques, convalescence très rapde, le malade quitte l'hôpital 17 jours après l'intervention.

Examen microscopique ; du *ganglion* (Sommerville Hastings) permit
d'y décéler des kystes tapissés par un épithelium cubique ou cylindri-
que, parfois même stratifié.

La tumeur scrotale était formée par un néoplasme kystique occu-
pant l'espace compris entre l'épididyme et le corps du testicule.

Les formations épithéliales sont identiques dans la tumeur testiculaire et le ganglion extirpé.

## OBSERVATION VI

### *(In Bull. Soc. Chirurg.* 1910, p. 243)

#### OBSERVATION DE GOSSET

D..., 32 ans, relieur, entre le 30 décembre 1908 hôpital Necker pour
tuméfaction du testicule gauche, datant de trois mois et demi. En
deux mois, est devenue de la grosseur d'un œuf de poule.

Le testicule et l'épididyme forment une masse unique mal délimitée.

Une palpation soigneuse ne révèle rien au niveau du cordon ni de la
fosse iliaque, ni de la région lombaire.

Rien au toucher rectal. Pas d'antécédents syphilitiques. Rien aux
divers organes. Urines normales.

Un traitement mercuriel pendant trois semaines ne donne aucun
résultat.

*Opération* 6 *février* 1909. — Ablation du testicule gauche. Une coupe
faite immédiatement par les docteurs Herrenschmidt et Chevassu
montre qu'il s'agit d'un épithelioma du testicule. On place alors le
malade sur le côté droit avec un billot dans l'intervalle costo-iliaque
droite.

Incision partant du canal inguinal parallèle à l'arcade curiale passant un peu en dedans de l'ep. il ant. sup. et aboutissant au rebord
costal inférieur sur lequel elle empiète au niveau de la ligne axillaire
antérieure. Les trois muscles sont incisès ; on procède au décollement,
du reste très facile, du péritoine qui est repouessé vers la droite avec
avec toute la masse intestinale.

Revenant au cordon, on sectionne le détérent au niveau du détroit supérieur. Puis on suit les vaisseaux spermatiques. On est ainsi conduit d'abord sur trois ganglions placés au niveau de la bifurcation de l'iliaque primitive : on les enlève.

Continuant à décoller les vaisseaux spermatiques, on arrive au hile du rein gauche. On trouve dans cette région trois ganglions superpossé dans le sens vertical, hypertrophiés, et dont le moyen, du volume d'un noisette, est particulièrement induré. On enlève un quatrième ganglion le long de l'uretère cinq centimétres du pédicule rénal.

Trois ligatures au catgut sur de petits vaisseaux périrénaux. Suture de la paroi, drainage.

Durée de l'opération : 49 minutes.

Quantité de chloroforme : 33 centimètres cubes.

Suites opératoires des plus simples ; le malade s'est levé au quinzième jour.

Revu dix mois après l'opération, l'état local est satisfaisant : aucune trace de récidive ganglionnaire.

Examen histologique : Tumeur très homogène molle, composée presque entièrement de cellules et de très peu de tissu de soutien ; quelques travées conjonctives ramifiées contenant des vaisseaux; on distingue en outre des amas lymphoïdes. Il s'agit d'un séminome (Chevassu).

*Ganglion iliaque* : aucune invasion néoplasique.

*Ganglions lombaires* : sont tous envahis par la périphérie, par les mêmes cellules néoplasiques que celles de la tumeur.

### OBSERVATION VII

*(Bulletin Soc. Chir.* 1910, p, 245)

OBSERVATION DE PIERRE FREDET

Homme de 27 ans, service du docteur Arrou, présentant signes classiques d'un néoplasme du testicule gauche. On sent dans la fosse iliaque une masse dure et immobile ; rien à la palpation lombaire. Pas d'antécédents syphilitiques, ni tuberculeux.

*Opération le 24 avril* 1909. — 1er temps : castration, section du cordon, rejet du testicule qui, examiné, présente nettement l'apparence d'un néoplasme.

2e temps : Incision remontant vers l'épine iliaque ant. sup., puis devient verticale, atteint les fausses côtes et suit enfin le rebord costal jusqu'au bord externe du grand droit. Section des muscles, hémostase. Dans la partie haute de la brèche, le décollement péritonéal provoque une petite déchirure immédiatement réparée.

Dans la partie basse, l'isolement est rendu difficile au niveau de la fosse iliaque à cause d'une adhérence correspondant à la masse sentie lors de l'examen, entre la lame spermatique et le péritoine. On est obligé de reséquer un large segment péritonéal jusque sur le bord du côlon iliaque, dont il faut enlever la musculeuse sur une petite étendue. Ce trou péritonéal est bouché assez péniblement au catgut. Le canal déférent est alors lié dans le petit bassin. Chemin faisant, on enlève un ganglion sain entre l'artère et la V. iliaque externes.

Ceci fait, le péritoine entraînant l'uretère est refoulé en dedans avec la masse intestinale. La lame spermatique est volumineuse, on y sent plusieurs noyaux durs.

La V. spermatique est liée et sectionnée au ras de V. rénale, l'artère à son origine sur l'aorte. A ce niveau, un ganglion isolé est enlevé. La région est parfaitement nettoyée entre la V. rénale et l'aorte. Le doigt sent, au devant de l'aorte, une masse arrondie, dure, du volume d'une amande, correspondant vraisemblablement à un ganglion préaortique. Mais l'adhérence est si intime avec l'aorte qu'on arracherait celle-ci plutôt que d'amener la masse suspecte. On est donc forcé de l'abandonner.

Section de la paroi, drainage.

En somme, l'opération a permis d'extirper tout le mal apparent, sauf une masse suspecte préaortique. Cette intervention aurait été facile sans l'adhérence du cordon des vaisseaux et de la masse y contenue, au péritoine et au côlon.

Suites : Le malade a semblé assez schocké. Le soir, Temp. 36°4, pouls 72. 400 grammes de sérum. Dès le lendemain, amélioration : le malade rend des gaz, urine. Néanmoins, nous avons été frappés par la grande gêne respiratoire pendant les premiers jours. Ceci peut être dû aux lésions du plexus solaire, mais nous semble plutôt provenir de la paralysie de toute la moitié droite de la paroi abdominale due à la section énorme qu'on est obligé de faire.

Durant la même période, les évacuations intestinales étaient des plus difficiles.

Convalescence rapide ; le malade se lève le quinzième jour.

Le 19 mars, il pèse 64 kilogs.

Le 23 juin, bon état, poids : 72 kilogs.

En novembre : bon état général, mais il se plaint de douleurs lombaires. A la palpation, on trouve une masse dure fixée aux plans profonds au niveau de la fosse iliaque, en dedans de l'épine (c. à d. dans la région où existait un noyau adhérent au péritoine et au côlon).

Très haut au-dessus de l'ombilic, on sent une masse prévertébrale tenant aux plans profonds et débordant surtout à gauche (c. à d. dans la région du ganglion préaortique qu'il avait été impossible d'extirper)

*Examen des pièces* : *Testicule* : aucune trace de glande saine ; tumeur présentant les caractères d'un séminome.

*Masse iliaque* : mêmes caractères que la tumeur testiculaire ; on n'a pas trouvé trace de tissu ganglionnaire.

*Ganglion juxta-aortique* : en partie indemne, en partie présentant le caractères de la tumeur testiculaire.

## OBSERVATION VIII

*(In Rev. Chirurg.* 1910, p. 887)

### PREMIÈRE OBSERVATION DE CHEVASSU

E. R., 42 ans, entre le 3 juillet 1909 à Saint-Louis. Depuis deux ans et demi, le malade remarque une augmentation de volume de son testicule droit. Antécédents syphilitiques très nets ; en mai 1909, traitement spécifique qui ne donne aucun résultat.

A l'examen, on constate l'existence d'un gros testicule enfoui sous un hydrocèle ; pas de transparence ; cordon difficile à palper. Le testicule gauche est normal. Exploration de l'abdomen impossible : le malade pèse 107 kilogs ; on ne sent rien d'anormal. Etat général parfait ; on ne trouve aucune lésion organique. Malgré les antécédents syphilitiques, vu l'échec du traitement, on fait le diagnostic de néoplasme et on se décide à intervenir le 7 juillet 1909.

1er temps : Incision inguino-scrotale, énucléation de la tumeur, ouverture de la vaginale d'où s'écoule du liquide jaune brun; énucléation du testicule qui est énorme. Un coup de bistouri, fendant légèrement la face antérieure, permet de faire reconnaître un séminome caractéristique. Le testicule est enveloppé dans son champ, ligature et section du pédicule entre deux pinces ; rejet de la tumeur.

Rejet des instruments qui viennent de servir, ainsi que des compresses ; nouveau lavage des mains, et on place le malade sur le côté gauche, un coussin refoulant le flanc gauche.

2ᵉ temps : Incision abdominale partant du rebord thoracique au niveau de la ligne axillaire, descendant verticale jusqu'à deux centimètres de la crète iliaque, s'inclinant alors en avant et en dedans, parallèlement à l'arcade crurale pour aller rejoindre l'incision inguino-scrotale. On traverse successivement une couche de graisse de cinq centimètres, puis les muscles qui saignent abondamment. Précautions en arrivant sur le péritoine : section de la dernière couche musculaire sur un doigt qui décolle de bas en haut le péritoine. D'ailleurs dans ce cas l'épaisseur de la couche graisseuse sous-péritonéale rendait le péritoine facile à éviter. La main, glissant dans le tissu cellulaire, amène le décollement péritonéal.

Isolement du cordon en le suivant de bas en haut en l'isolant à la fois du sac péritonéal, qu'on relève progressivement, et du tissu cellulaire de la fosse iliaque. Section entre deux pinces du pédicule déférentiel au niveau du détroit supérieur ; on s'assure qu'il n'y a pas de ganglion perceptible vers la partie supérieure des vaisseaux iliaques externes, puis remontant derrière le cœcum, le côlon, que l'aide récline dans leur sac péritonéal, on atteint le pôle inférieur du rein.

Entre le rein récliné par un aide, en dehors, et le sac péritonéal par un autre, en dedans jusque vers la ligne médiane, on voit parfaitement la région opératoire : immédiatement en dedans du rein, l'uretère ; plus en dedans, une masse d'aspect graisseux, dure au toucher, ovoïde, haute de quatre centimètre environ, qui semble être certainement un volumineux ganglion qui masque complètement la V. cave inférieure.

Avec d'infinies précautions, je le décolle du bout de l'index, de bas en haut ; il se laisse soulever peu à peu, bientôt son décollement est facile ; il est enfin libéré sans qu'aucune hémorrhagie appréciable se soit produite. On voit maintenant la V. cave dont la face antérieure est dénudée sur une hauteur de quatre bons centimètres. Je continue à écarter au-dessous de cette zone la graisse qui recouvre la V. cave ; je descends jusqu'au niveau de la bifurcation de l'aorte sans avoir rien vu ni senti d'anormal.

En dehors au contact du rein certains lobules de graisse présentant une consistance anormalement ferme, sont enlevés avec le doigt. Il semble à ce moment qu'il ne reste plus rien que de normal dans la région. Je me décide alors à sectionner le cordon entre deux pinces, après l'avoir divisé en deux pédicules, l'un allant devant la V. cave, l'autre remontant en dehors d'elle, vers le hile du rein. Je n'ai pas cherché à lier séparément l'artère et la V. spermatique : le pédicule que

j'avais isolé formait en dedans du rein une lame graisseuse assez diffuse. Double ligature au catgut.

Le cordon une fois sectionné, je découvre un nouveau ganglion situé
au-dessus et à gauche du précédent, de mêmes dimensions et de même
consistance, à cheval sur la V. cave et l'aorte. Je le décolle au doigt,
avec les mêmes précautions que le premier, mais plus difficilement,
car les adhérences sont plus intimes; j'y arrive cependant sans aucune hémorrhagie. La V. cave se trouve alors dénudée sur une
hauteur de dix centimètres, dans la région qui correspond à la moitié inférieure du rein et sur toute sa largeur. On ne sent rien d'anormal
plus haut. Rien ne saigne dans la profondeur. On cesse l'écartement :
tout rentre en place. Ligature des vaisseaux de la paroi musculaire.
On met un drain s'avançant dans la profondeur, quoique à une certaine distance de la V. cave.

Suture de la paroi musculaire, en deux plans successifs de gros cat-
guts. Suture de la peau, pansement. Le malade est remis dans la posi-
dorsale pour la suture de la partie inférieure. Je constate alors dans la
zone iliaque, directement en arrière de l'arcade curiale, plusieurs ganglions assez gros et durs, étagés parallèlement aux vaisseaux iliaques
externes. J'enlève le plus inférieur de ces ganglions pour l'examiner ;
j'estime d'ailleurs *à priori* que ces ganglions bas situés ne sont pas néoplasiques. Suture de la musculature inguinale en un seul plan. Fermeture du scrotum dans lequel on place un petit drain.

*Suites opératoires* : pas de température, pouls un peu faible. Le 9
juillet, on refait le pansement souillé par les urines. Pendant six jours,
la température oscille entre 37°3 et 37° 8 et même 38° ; le pouls re-
tombe autour de 80. L'élévation de température est attribuée à l'infection par les urines. On enlève les fils successivement du 10e au 15e
jour.

Le malade se lève au bout d'un mois, et sort guéri le 28 août, pesant
118 kilogs.

Présenté à la Société de Chirurgie en parfait état, le 1er décembre
1909.

*Examen des pièces* : La tumeur est reconnue être un séminome.

Deux au moins des ganglions présentent un début d'envahissement
néoplasique : ce sont ceux qui se trouvaient à cheval sur la V. cave et
l'aorte, enlevés en second lieu. Le ganglion situé sur la V. cave présente des stigmates d'inflammation interne empêchant d'y déceler des
cellules à aspect franchement néoplasique.

Le ganglion iliaque, qui avait semblé volumineux, n'était qu'un ganglion étroit allongé, mal limité, entouré d'une épaisse couche de graisse et envahi par une sclérose intense, sans trace d'élément néoplasique.

Un nodule de la graisse périrénale n'a rien montré d'anormal non plus à l'examen microscopique.

## OBSERVATION IX

*(In R. de Chir.* 1910, p. 893)

### Deuxième Observation de Chevassu

C... R..., 31 ans, vient à Beaujon, le 2 novembre 1909, porteur d'une tumeur du testicule gauche, apparue en août 1908, ni blennorrhagie, ni syphilis antérieure. Trois médecins consultés diagnostiquent successivement un effort, puis un varicocèle, enfin un hydrocèle. Le diagnostic était délicat, enfin, on fit celui de « gros testicule » et on pratiqua l'opération le 6 novembre 1909.

1° Incision scrotale gauche, isolement de la masse, ouverture de la vaginale : les feuillets en sont tellement minces et souples, l'albuginée tellement lisse que toute idée de syphilis est écartée, et on se décide à rechercher les ganglions sans ouvrir la tumeur testiculaire.

Incision abdominale (comme dans sa première observation). Décollement du sac péritonéal ; le cordon lui est adhérent en bas : je donne à cet endroit un coup de bistouri et je détache ainsi facilement la lame spermatique, section du canal déférent. Je continue le décollement et arrive ainsi dans la région intéressante. La lame spermatique forme en quelque sorte le couvercle d'une gouttière, limitée en dehors par le rein, en dedans par l'aorte, en haut par l'artère rénale ; au fond est le psoas revêtu d'une très légère couche de graisse dans laquelle descend l'uretère : le tout est parfaitement visible. Je cherche en vain à y distinguer des ganglions, on ne voit que des lobules graisseux et le doigt ne constate aucune induration. Je lie alors avec un seul catgut le paquet spermatique à son origine. J'enlève le peu de graisse qui reste entre le rein et l'aorte. En somme, je n'ai pas trouvé trace du moindre ganglion lymphatique.

Je m'assure encore qu'il ne reste rien d'anormal depuis la bifurcation jusqu'aux vaisseaux rénaux ; tout est souple.

J'éponge un peu le sang qui s'est accumulé au fond de la plaie. On remet tout en place. Drainage, suture.

*Suites opératoires* : des plus simples, identiques à celles d'une cure radicale de hernie. La température n'a jamais dépassé 37,8, ni le pouls 37,2. Drain enlevé après quarante-huit heures. Il avait donné passage à une assez grande quantité de sang. Fils enlevés le dixième jour ; réunion excellente. Le malade se lève le vingtième jour et part le vingt-troisième. Présenté à la Société de Chirurgie le 1er décembre 1909, 26 jours aprés l'opération, en parfait état.

Examen des pièces : l'aspect de la tumeur est dans tous les points celui d'un banal séminome. Rien d'anormal dans le cordon.

## OBSERVATION X

*(In Bull. Soc. Chir.* 1910, p. 252)

Observation de [Pierre Delbet

Homme 43 ans, fièvre typhoïde en 1891, syphilis en 1894, éprouve en décembre 1908 une sensation de gêne dans la bourse droite. Traitement spécifique : aucun résultat.

En mai 1909, entre au Val-de-Grâce où l'on l'opère d'une hydrocèle: la tumeur diminue d'un tiers.

A ce moment, deux séries d'injections d'huile grise amènent une légère diminution.

Entre à Necker le 7 février 1910 avec une tumeur du volume d'un œuf d'autruche.

Le leuco-diagnostic fut négatif : le diagnostic de cancer est abandonné et on intervient le 14 février 1910.

Incision de la peau; ponction de la vaginale; issue de sang rutilant; castration ; à l'examen on fait le diagnostic de tumeur mixte dégénnérée. Rien n'étant palpable dans la fosse iliaque ni l'abdomen, nouvelle intervention les 18 février 1910 pour extirpation ganglionnaire. Il y avait une bande de sphacèle sur le scrotum : on l'isole soigneusement dans des compresses. Incision partant un peu au-dessous du canal inguinal, passant en dedans des fausses côtes, devenant verticale pour s'arrêter au rebord costal.

En traversant la paroi aponévrotique et musculaire, il fallut faire quelques ligatures.

Le décollement péritonéal fut facile et remarquablement exsangue. Recherche, en bas du moignon, du cordon que l'on touche au thermocautère et on le décolle, en remontant, du péritoine. Immédiatement

au-dessus de l'orifice interne du canal inguinal, des adhérences néces-
sitèrent quelques coups de ciseaux sur des tractus fibreux. Le décollement fut délicat, mais je pus le mener à bien ; le péritoine était si mince qu'on voyait le cœcum à travers. Malgré toutes les précautions au
moment où l'on dût recliner plus fort, une rupture se produisit et les
anses intestinales firent irruption dans la plaie. Ligature et section du
canal déférent à son entrée dans le petit bassin. Aucun ganglion au
niveau des vaisseaux iliaques. Au-dessous du pédicule rénal, on trouve
deux épaississements. L'un se détache facilement (on vit plus tard que
ce n'était pas un ganglion). L'autre, qui était bien un ganglion, adhé-
rait à la V. cave ; je le libérai à la sonde cannelée et je vis une veinule
qui s'en détachait. Au moment de la ligature, un jet de sang, de cause
ignorée, jaillit de la V. cave, on y vit une perforation arrondie de la
grosseur d'un plomb de chasse n° 7, qui fut fermée par un surjet à la
soie fine.

Le décollement fut continué en haut ; l'angle du côlon ascendant et
transverse fut peu facile à recliner, je n'eus pas trop de deux aides. On
vit alors nettement le pédicule rénal et le paquet spermatique qui
passait au devant de lui ; je liai ce dernier, veine, puis artère, et j'en-
levai d'une seule pièce toute la lame spermatique. Suture de la déchirure péritonéale qui mesurait bien 7 centimètres. Je pus faire un bon
surjet.

Drainage ; suture. L'opération, assez mouvementée, avait durée 1
heure 10.

Les suites me préoccupaient; le matin du deuxième jour, température 40°. Elle baisse le soir même; jamais il n'y eut la moindre réaction
péritonéale.

Au douxième jour, état général excellent ; légère suppuration de la
partie moyenne de la plaie.

<h3 style="text-align:center">OBSERVATION XI</h3>

(In Bull. Soc. Chir. 1910, p. 258)

OBSERVATION DE MICHON

X..., 25 ans, entre à l'hôpital Cochin, annexe, pour augmentation de
volume de son testicule gauche.

Rien à signaler dans les antécédents héréditaires.

Pas d'antécédents syphilitiques. Début il y a un an par légère dou-
l eur et augmentation de volume. A l'entrée, volume d'un œuf de dinde.

Rien au niveau du cordon. Rien à la palpation lombo-iliaque.

Le traitement spécifique fut sans résultat.

Il revient le 18 janvier 1910 : le traitement spécifique est encore sans influence et semble plutôt avoir fait augmenter la tumeur.

*Opération le 29 janvier* 1910. — Temps scrotal ; on s'assure de la nature néoplasique de la tumeur.

Incision abdominale (comme dans les observations précédentes) s'arrêtant sans débridement ni en arrière ni en avant, verticalement sur le rebord costal.

Décollement du péritoine à la partie inférieure ; section du déférent à 2 centimètres après son entrée dans le bassin. On continue alors le décollement, qui est facile. Cependant on fait une déchirure à la partie inférieure que l'on oblitère par un surjet. A ce moment, incident d'anesthésie : syncope respiratoire qui cède à quelques mouvements de respiration artificielle. Après le décollement achevé, on recline à l'aide de la valve qui laisse bien voir la région lombo-aortique. On y trouve deux ganglions aplatis, de la taille d'un petit haricot, l'un franchement en dehors de l'aorte, l'autre au contact du vaisseau, situés tous deux entre la bifurcation de l'aorte et le pôle inférieur du rein. Ils furent enlevés avec un peu de graisse.

Puis partant de l'arcade crurale, on va séparant la lame spermatique du péritoine jusqu'au niveau du rein. Ligature au catgut et ablation en un bloc des vaisseaux spermatiques. Sutures, drainage.

*Suites opératoires* : simples, pas de schock, pas de réaction péritonéale. Temp. autour de 38°2, suppuration au niveau du drain, qui n'empêche pas le malade indocile de se lever dès le dixième jour.

Examen des pièces (Chevassu). Il s'agit là d'une tumeur mixte caractérisée par ses kystes et son cartilage; tumeur mixte en dégénérescence comme le montrent les masses solides d'aspect homogène qui infiltrent la plus grande partie de la tumeur.

Rien d'anormal dans le cordon.

Rien dans un des ganglions examiné par Chevassu.

Quant au deuxième, il aurait été reconnu comme un simple lobule de graisse.

## OBSERVATION XII

*(In Bull. Soc. Chirurgie 1910, p. 260)*

OBSERVATION DE MORESTIN

Homme de 50 ans, obèse, alcoolique, entre en 1906 à la maison Dubois porteur d'une tumeur maligne du testicule.

*Opération* : Incision curviligne, à concavité antérieure, partant du scrotum, longeant le bord externe du muscle droit, remontant jusqu'au rebord des fausses côtes. Difficultés opératoires due à l'épaisseur du pannicule adipeux et à une anesthésie mal supportée par le malade.

Résection des vaisseaux et de la graisse environnante, le plus haut possible : on ne trouve pas de ganglion; suture, drainage; mort 48 heures après à la suite de phénomènes pulmonaires.

L'autopsie ne peut être faite.

Nous citons là cette observation, bien que l'opération diffère énormément par la ligne d'incision qui passe beaucoup trop en avant de celle que nous défendons. Cependant, à part les différences de technique, elle fut faite en vue du même but et doit avoir sa place ici.

## OBSERVATION XIII

*(In Revue Chirurg 1910)*

OBSERVATION DE POTEL ET BRUYANT

RAPPORT MAUCLAIRE.

P. B... 22 ans, sans antécédents. Accuse décembre 1907, traumatisme scrotal suivi de douleurs testiculaires droites. Janvier 1908, petite induration pôle inférieur dudit testicule. Traitement mercuriel aggrave; en février, grosseur d'une noisette, qu'on palpe, un peu bosselée. Palpation très douloureuse. Opération, février. Ouverture de la tumeur. Examen, castration, guérison. Octobre, amaigrissement, douleurs à l'épigastre. Masse volumineuse rénale comme un poing, dure et fixe : ganglions pré-rénaux. Aggravation graduelle. Microscopiquement : noisette intra-testiculaire près de la queue épididymaire. Plan de clivage, d'où énucléation totale, Consistance ferme, élastique. Histologiquement : tumeur due à la prolifération des deux tissus épithélial et conjonctif.

# PLANCHE I

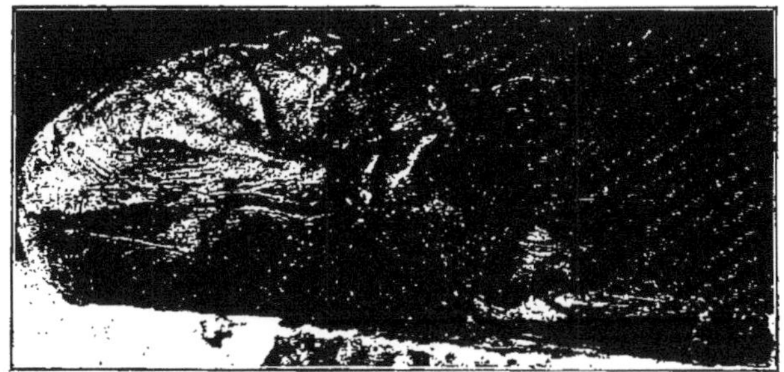

Testicule néoplasique

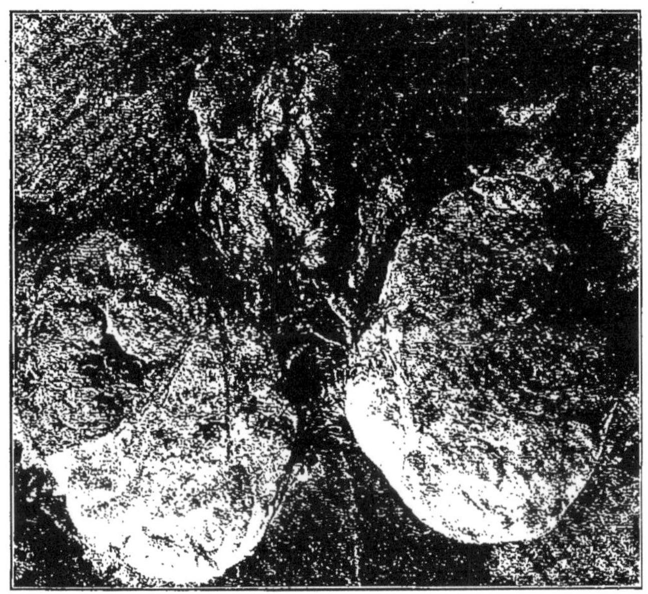

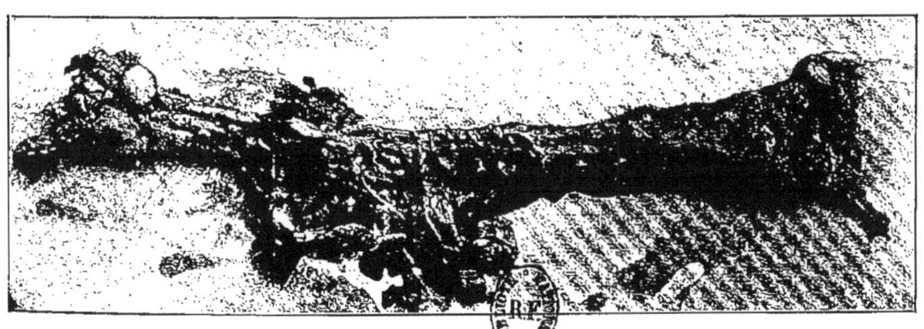

Extension du processus au cordon et aux voies lymphatiques
(Cas de M. le Professeur agrégé MICHEL)

## OBSERVATION XIV

### (*Rev. Méd. est.* 15 *oct.* 1910)

#### OBSERVATION DE M. VAUTRIN

X... 42 ans, homme vigoureux, ambulant depuis huit mois, gros testicule gauche dur puis douloureux. Rapide augmentation depuis quelque temps, élancements douloureux, amaigrissement. Pas d'antécédents vénériens. On palpe une tumeur lisse, régulière, compacte, de consistance uniforme, grosse comme deux poings réunis ; tégument non adhérent. On suit le cordon volumineux sans bosselure, jusqu'au canal inguinal. On ne sent rien dans la fosse iliaque gauche, ni dans la région lombaire.

Incision verticale jusqu'au canal inguinal, section du pédicule au thermo cautère, un examen sommaire démontre un cancer. Incision de Chevassu jusqu'aux fausses côtes. Décollement du péritoine et de la lame lympho-spermatique qu'on enlève : Un ganglion gros comme une noisette contre l'iliaque interne et deux contre l'aorte. Drain lombaire et drain scrotal. Sutures. Suites simples : Légère suppuration superficielle. Quatre jours après, douleurs hypochondre gauche. On palpe une tuméfaction, sur la rate, qui augmente très vite et qui est probablement une métastase splénique antérieure à l'opération. Pas de récidive ganglionnaire depuis, mais cachexie progressive du fait de la rate. Anatomiquement, sarcome globo-cellulaire en ramollissement.

## OBSERVATION XV

### (*In Thèse Calin* 1906)

#### OBSERVATION XV DU D<sup>r</sup> GAYET, DE LYON

B. A. - Entre Octobre 1910 Croix rouge, tuméfaction scrotale. Antécédents pleuraux. Pas de spécificité. Il y a 10 ans, douleurs testiculaires droites qui augmentent. Etat stationnaire quelques années. Réaugmentation de face antérieure scrotale qui bourgeonne. A l'examen, scrotum en noix de coco. Bourse droite rouge et dure, ulcération bourgeonnante saignotante. Petits ganglions inguinaux et ganglions ailleurs. Rien à la palpation abdominale. Un peu d'albumine.

Opération : Ablation de la tumeur testiculaire. Section du pédicule, confirmation du diagnostic. Incision de Chevassu. Décollement péritonéal. On ôte de gros ganglions sur l'origine de l'iliaque externe et une traînée ganglionnaire devant la veine cave et quelques ganglions pré-aortiques.

Suites : 3 jours après, 40°, phénomènes pulmonaires. 3 jours après : mort. Autopsie : pas de pus dans le drain. Adhérences, on ne sent nulle part de masse métastatique.

Engouement lobe inférieur gauche ; congestion des lobes moyen et supérieur droits. Rein droit : striation absente : rein d'alcoolique.

## OBSERVATION XVI

*(In The Lancet, Novembre 1910, p. 1406-1408)*

### OBSERVATION D'HOWARD

Enfant, 10 ans, entre au London Hospital, se plaignant d'une augmentation de volume indolore de son testicule gauche remontant à dix semaines. A l'examen, le côté gauche du scrotum est occupé par une masse irrégulière dans laquelle on ne peut distinguer le corps du testicule de l'épididyme. On constate un léger hydrocèle ; pas d'envahissement du cordon. Rien au toucher rectal. Une palpation soigneuse de l'abdomen ne révèle aucune masse dans la région lombaire.

On fait le diagnostic de tumeur maligne du testicule, et on décide une intervention radicale.

On se décide pour une opération extrapéritonéale, malgré l'opinion exprimée in The Lancet par Jamieton et Dobson. On se propose d'enlever la tumeur avec le paquet spermatique en entier et les ganglions ilio-lombaires.

*Opération* : 1° temps scrotal : on vérifie le diagnostic en ouvrant le testicule ; celui-ci est confirmé. On fait alors une incision sur l'anneau nguinal externe, on lie le cordon spermatique de façon à n'être pas inquiété par le sang dû à l'incision faite dans le testicule.

2e temps : on fait alors une incision partant de l'orifice inguinal externe, incision curviligne en dehors de la ligne semi-lunaire.

Tous les plans de la paroi sont sectionnés jusqu'au péritoine. On décolle le péritoine du tissu rétro-péritonéal jusqu'à ce que l'aorte, l'iliaque primitive et l'iliaque externe soient nettement dégagés, et le péritoine étant maintenu en haut.

Le tissu situé autour de l'aorte, de l'artère rénale, de la mésentérique primitive, des vaisseaux iliaques primitifs et externes et de l'origine des vaisseaux iliaques internes, était disséqué soigneusement et enlevé jusqu'à ce que les vaisseaux soient absolument nets  comme dans une dissection d'amphithéâtre.

De nombreux ganglions étaient enlevés avec ce tissu, mais aucun ne semblait hypertrophié.

On se retourne alors du côté des vaisseaux spermatiques qui avaient été recliné avec le péritoine.

On enlève le testicule avec une partie du scrotum et on lie le canal déférent à son entrée dans le bassin.

Le paquet spermatique est alors décollé du péritoine de bas en haut jusqu'au niveau de la veine rénale. On fait une ligature et on enlève tout le paquet : artère, veine, lymphatiques.

La région opératoire était si bien exposée que l'on peut procéder à toute cette dissection sans aucun danger.

On remit le péritoine en place, on mit un drain, et on procéda à la suture de la paroi.

L'opération entière dura 1 heure. Il n'y avait aucune marque de schok et l'épanchement sanguin était insignifiant.
La convalescence du malade fut interrompue par une pneumonie, mais il quitta l'hôpital trois semaines et demie après l'opération, entièrement guéri.

Examen des pièces. Docteur H. M. Turnbull, de l'Institut Pathologique de «London Hospital». Diagnostic : sarcome cellules rondes à noyau et à protoplasma très restreint. La partie inférieure du tescule montre une infiltration à peu près parfaitement homogène avec cellules sarcomateuses.

Les ganglions iliaques et lombaires gauches sont normaux et ne montrent aucune cellule sarcomateuse.

La tumeur présente ceci de particulier qu'elle paraît avoir débuté par l'épididyme et avoir  envahi secondairement le testicule, contrairement à ce qui a lieu d'ordinaire.

## OBSERVATION XVII

Extirpation, etc..., par le procédé de Chevassu par M. le Docteur Michel. Rapport par M. Marion.

P., 32 ans, cultivateur entré le 24 juillet 1910. L'affection dont se plaint ce malade remonterait à treize mois. A ce moment, glissant de cheval, il aurait eu une forte contusion du scrotum et fut obligé de garder le lit plusieurs jours. Un mois après cet accident, le malade se serait plaint de douleurs d'abord légères et intermittentes, puis violentes et continues. Ces douleurs siégeaient au niveau du scrotum avec des irradiations tout le long du cordon si bien que le malade en était arrivé à marcher courbé en deux, soutenant d'une main son scrotum, qui, à chaque mouvement était le siège d'élancements très douloureux. Depuis deux mois les douleurs étaient devenues si violentes que le malade était obligé de rester couché, car dans cette position les douleurs diminuaient d'intensité.

Il y a trois mois, le malade a eu une pleurésie du côté gauche également. Cette pleurésie a évoluée insidieusement, sans grande réaction. Le médecin traitant avait fait deux jonctions et retiré 700, puis 500 centimètres cubes d'un liquide clair, citrin, il avait également prescrit l'application de vésicatoires dont on voit encore les traces.

Avant de l'envoyer au professeur G. Michel, le médecin traitant avait fait plusieurs piqûres de calomel (6 à 8).

Examen le 25 juillet.

Le scrotum gauche présente le volume d'un gros poing, la peau est distendue de ci de là on remarque la présence de grosses veines sineuses. La palpation de la tumeur est rendue difficile en raision de la douleur très vive ressentie par le malade à chaque mouvement.

La tumeur occupe tout le scrotum à gauche, refoulant le testicule droit contre l'anneau inguinal droit.

La tumeur est lisse, ovoïde, légèrement périforme, très douloureuse à la pression. A sa partie antérieure, on constate l'existence de fluctuation sans qu'à ce niveau on puisse trouver de transparence. Tentant de déprimer cette couche liquide on arrive assez facilement sur une masse dure qui lui est sous-jacente.

La partie supérieure de l'épididyme se délimite facilement du testicule.

Le cordon est légèrement épaissi au niveau de la tête de l'épididyme il paraît moins élastique.

On ne sent pas les battements de l'artère spermatique.

La palpation très attentive de la fosse iliaque et de la région lombo-aortique ne dévoile rien de particulier.

Au toucher rectal, no palpe une prostate et des vésicules normales.

L'état général du malade n'est pas très brillant; à la suite de sa pleurésie, il a beaucoup maigri, et les douleurs violentes qu'il ressent le forcent à garder le lit. A l'examen des poumons, on constate tous les symptômes d'une induration du sommet gauche; à la base du même côté, on trouve des signes de congestion, quelques râles.

PLANCHE II

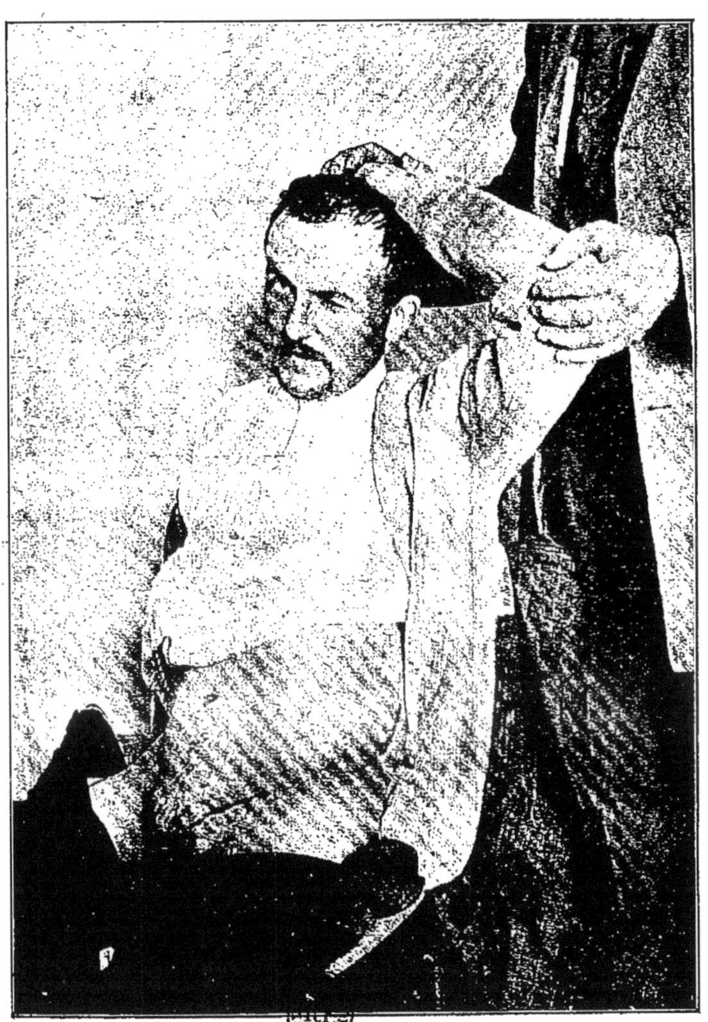



Le malade du docteur Michel. — Tracé de l'incision

L'examen des autres appareils ne révèle rien de spécial.

En raison du début plutôt brusque de l'affection dont se plaint le malade, de l'opacité de la tumeur, on pouvait se demander s'il ne s'agissait pas d'une hématocèle; mais ici nous pouvons palper l'épididyme pincer la vaginale, et d'après Chevassu ces deux signes réunis permettent d'éliminer l'hypothèse d'hématocèle.

On ne pouvait non plus incriminer la syphilis ce n'était pas l'évolution d'une lésion spécifique, cela n'en avait pas les caractères, de plus, le traitement d'épreuve qui avait été institué n'avait amene aucune modification.

Il ne restait plus que l'hypothèse de la tumeur du testicule; l'âge du malade, l'évolution et les caractères de la tumeur, tout nous confirme dans.ce diagnostic.

Le seul symptôme anormal était cette douleur intense, continue, dont souffrait le malade.

C'est en raison même de ces douleurs, et malgré l'état général assez précaire du malade que l'on décide l'intervention, ne regardant pas l'affection antérieure comme une contre-indication et la tenant pour indépendante de l'affection testiculaire.

Le malade est préparé pour une laparatomie.

*Opération* le 27 juillet 1910. — Opérateur, M. Michel, aide, M. Hamant; anesthésie à l'éther, avec l'appareil d'ombredanne, par le Docteur Voirin.

*Premier temps.*—Incision inguino-scrotale, énucléation de la tumeur placée immédiatement sur un champ. Incision de la vaginale qui laisse écouler une assez grande quantité de liquide séreux brun-clair. On remarque la tête de l'épididyme augmentée de volume et qui se détache nettement ainsi que le corps du reste du testicule, Le testicule est incisé, on constate très facilement l'existence d'une tumeur. Le testicule est alors enveloppé dans le champ sur lequel il reposait; puis le cordon est sectionné entre deux pinces à l'aide du thermo-cautère, le moignon cautérisé.

On met de côté les instruments qui avaient servi, les mains sont lavées, puis gantées; pendant ce temps, le malade est couché sur son côté droit et l'on place dans l'échancrure costo-liiaque un coussin rond de 10 centimètres de diamètre.

*Deuxième temps.*— Incision abdominale partant de l'incision inguino-scrotale s'inclinant en arrière et en dehors, parallèle à l'arcade crurale, puis passant à 2 centimètres de la crête iliaque et remontant jusqu'aux côtes sn suivant la ligne axillaire.

Les muscles sont sectionnés petit à petit; ils saignent abondamment surtout le long de la crête iliaque. A ce moment, on saisit le cordon et le prenant comme guide on commence à séparer le péritoine de la paroi postérieure. Ce décollement est difficile vers le bas, surtout au niveau du point où le canal déférent se sépare des vaisseaux spermatiques. Il se produit là une déchirure du péritoine qui est immédiatement réparée par une suture en bourse, on pratique à ce moment la ligature du canal déférent.

On constate qu'il n'existe pas de ganglion perceptible au niveau des vaisseaux iliaques externes, puis l'on continue le décollement vers le haut. La lame lympho-vasculaire se détache facilement jusqu'au rein.

Au niveau du pôle inférieur du rein, il se produit une hémorragie assez abondante (due aux veines de la capsule adipeuse du rein), arrêtée difficilement. La masse péritonéale est réclinée à droite et en haut ce qui permet d'apercevoir les vaisseaux rénaux et l'aorte. Dans la lame vasculaire ainsi décollée on sent de petits ganglions, on sectionne l'artère spermatique très près de l'aorte, puis après avoir pincé dans une pince Clamp toute la masse libérée, on sectionne et ligature avec un gros catgut. L'exploration immédiate ne fait constater aucun ganglion restant. On fait alors l'hématose qui est facile, sauf au niveau du pôle inférieur du rein où existe un suintement sanguin assez abondant. On parvient cependant à lier aprés l'avor déchirée plusieurs fois une veine allant dans l'atmosphère péri-rénale. Le décollement s'étendant jusqu'en arrière du rein craignant un suintement en nappe, on pratique une contre ouverture lombaire par où on fait passer une mèche de gaze servant à tamponner la région péri-rénale et un tube.

On place un grand drain, allant du rein au pli inguinal, qui sera recouvert par toute la masse péritonéale suture des muscles au catgut (points séparés) en un seul plan. Suture de la peau au crin. Fermeture du scrotum par trois crins, Pansement : bandage de corps. L'opération a duré une heure un quart.

*Suites opératoires.* — Normales, état de choc les premiers jours, mais le malade se remonte assez vite. Au 10° jour, légère suppuration de la paroi. Au 17e jour, les phénomènes de congestion de la

base gauche s'accencuent, puis tout s'amende. Enfin, le 37º jour
pneumonie qui enlève le malade en 7 jours. L'autopsie n'a pu être
faite.

*Examen des pièces.* — La tumeur offre l'aspect caractéristique du
séminome. Les ganglions ont une structure normale.

# CONCLUSIONS

1º Le cancer testiculaire possède des voies lymphatiques efférentes bien isolées, menant le long de la paroi postérieure abdominale a des ganglions d'arrêt sis au niveau de l'aorte et de la veine cave, à la hauteur des 3e ,4e, 5e lombaires, limités en dehors par le rein et en dans par le rachis ;

2º) L'indication rationnelle qui en découle est l'extirpation du cancer, suivie désormais de la recherche et de l'ablation des voies et glandes lymphatiques dépendantes, même et surtout en l'absence de lésions secondaires appréciables à leur niveau.

3º) Nous conseillons après Chevassu, l'incision scrotale, continuée latéralement sur la ligne axillaire et arrêtée aux fausses côtes, accompagnée du décollement du péritoine pariétal, comme introduction à la recherche des ganglions.

4º) Les résultats connus sont conformes à leur fondement théorique et donnent à escompter que l'intervention précocement instituée évitera, dans la suite, des généralisations qui revêtaient un caractère fatal.

# INDEX BIBLIOGRAPHIQUE


## I ANATOMIE

GRÉGOIRE R. — Considérations sur l'état des ganglions dans le cancer testiculaire. *Arch. gén. chirur*. Paris 1908. II

CUNÉO. — Ueber die Lymphgefasse des Hodens. *Zeitsch. f. Anat. û. Entwickelung*. A. II, 1876

JAMIESON ET DOBSON. — *In the Lancet* 19 fév. 10. p. 493

MOST. — Ueber die Lymphgefasse û. Lymphedrusen des Hodens. *Arch. f. Anat. û. Phys.* 1899. p. 113

POIRIER ET CUNÉO. — In traité d'Anato. hum. Poirier T. II p. 1197

ZEISSL ET HOROWITZ. — *Wiener Klinische Wochensch* 1890 p. 388 et *Wiener mediz. Presse*, T. III, p. 761

## II CHIRURGIE

BLAND LUTTON. — *The Lancet* 13 nov. 1909 p. 1406

CHEVASSU. — *Tumeurs du testicule.* 7 h. *Paris* 1906
*Revue de Chirur.* 1º semestre 628 et 887

CUNÉO. — obs. in th. Dézarnaulds, p. 33 et in *Rev. chirur.* p. 651

DÉZARNAULDS. — Extirpation des ganglions lombaires dans la cure du cancer testic. 7 h. Paris 1906

DELBET. — Rapport à soc. chirur. séance 2 mars 1910, p. 236

FREDET. — Obs. in *bull. soc chirur.* 1910 p. 245 et in *rev. chirur.* 1910, p. 663

GRÉGOIRE. — 1º obs. in thèse Chevassu p. 182 et rev. *chirur.* 1910 p. 648, 2º et 3º obs. in *rev. chirur.* 1910, p. 654

GOSSET. — Obs. in *bull. soc. chir.* 1910, p. 243, et *rev. chirur.* 1910 p. 661

KOCHER. — *Deutsche chirur.* 1883, p. 491

MAUCLAIRE. — *Tribune médicale*, 17 juin 1905, p. 373

MICHON. — Obs. in. *bull. soc. chirur.* 1910, p. 258, in rev. chirur. 1910, p. 918

Morestin. — Obs. in *bull. soc. chirur.* 1910, p. 260

Most. — *Virchow's archiv.* 1890, p. 138.

Roberts, J. — Excision of the lumbarby suphat. *Annals of surgery,* oct. 1902, p. 539

Villar. — méth. rationnelle de castr. du cancer testic. *Journal de méd. de Bordeaux, fév.* 1902, p. 103
méth. ratio. de castr. dans les t. malignes testic., Congrès français chirur. 25 oct. 1902, p. 714.

Howard. — Obs. in « *The Lancet* », 12 nov. 1910, p. 1406 (et fig.).

Gayet. — in *th. Colin,* Lyon 1910.

Potel et Bruyant. — Obs. in *rev. chirur.* 1910.

Vautrin. — Obs. in *Rev. Méd. Est.* 15 oct. 10.

Colin. — Extirpation des ganglions ilio-lombaires pour cancer testic. thèse Lyon, 1910.

Quercy. — Extirpation des ganglions ilio-lombaires pour cancer testic. thèse Montpellier, 1907-08.

Lecéne, P. — *Bull. et Mém. soc. anato.* Paris 1905, LXXX 786. Tumeur maligne du testicule et castration sans récidive.

Bevan. — Surgery of scrotum, testicule, spermatic cord and seminal vésicules. Syst. surg. (keen). Phila, 1908 IV, 588.

Cutter. — Malignant tumeur of testicle. *J. Am. m. ass.* Chicago 1907 XLVIII, 1108

Walker. — Primary ligation of vas deferens before manipulating testicle during its removal for malignant growth.
Boston M et S. J. 1907. CLVI, 394.

Wolbarst. — Sarcoma of testicle, J. Am. M. Ass. Chicago, 1907 XLIII, 1180

Spilsbury. — Tumours of testicle. *S<sup>t</sup> Mary's hospital, gaz.* London 1907, XIII 41

Corner. — Carcinoma of testis. *med. Press. et Circ,* London 1907, LXXXIII 1620

Roth. — Lercoma of testicle. *Pediatrics.* N-Y, 1907. XIX. 675

Delore. — *Lyon médical* 1908. CXI 127. Tumeur testic. ablation

Villard. — Vol. tumeur du cordon. Lyon médical 1908, CX 1386.

Chastenet de Géry. — Vol. tumeur scrotale. Récidive de cancer testic. *Gaz med.* Nantes 1908, 526

Fovlerton. — *in Lancet* 1905, 1827 II – 1688 II.
Pauchet. — Cancer testic. et castr. *Arch. gén. chirur.*-Paris 1910, 239 XIX.

# TABLE DES MATIÈRES

www.ingramcontent.com/pod-product-compliance
Ingram Content Group UK Ltd.
Pitfield, Milton Keynes, MK11 3LW, UK
UKHW021457090726
13657UKWH00003B/1376